TRAITEMENT

DE

LA MALADIE DE SANG

OU

SANG DE RATE

CHEZ LES ANIMAUX DOMESTIQUES,

Par J. MINOT,

Vétérinaire à Lizy-sur-Ourcq (Seine-et-Marne),
Lauréat de la Société impériale et centrale d'agriculture de Paris, et de la Société
d'agriculture, sciences et arts de l'arrondissement de Meaux.

PRIX : 2 FRANCS.

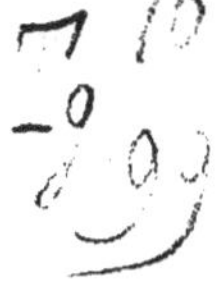

Chez l'AUTEUR, à Lizy-sur-Ourcq (Seine-et-Marne).

En publiant cet opuscule, je n'ai pas la prétention ni le dessein de faire un mémoire scientifique. Ces quelques pages s'adressent plutôt à l'intelligence et au jugement qu'à la science, aussi les cultivateurs y puiseront-ils, j'en ai la conviction, des enseignements profitables. Il y aurait présomption, charlatanisme, mensonge à dire que le traitement combiné que j'indique réussira dans tous les cas; dans toutes les maladies la nature marque des victimes, mais elle nous donne aussi les moyens de lui en arracher beaucoup, et nous aide même dans notre tâche intelligente et laborieuse. Et d'ailleurs le traitement sera-t-il partout et toujours bien suivi, avec *la promptitude, l'énergie, la persévérance, l'opiniâtreté indispensables?* Il est évident pour moi, comme il le sera bientôt pour tous, que le nombre considérable d'animaux qu'on perd de la maladie de sang, résulte de ce que cette maladie n'est pas assez connue, qu'on attend trop longtemps pour lui opposer le remède, que les remèdes employés jusqu'à présent ont été insuffisants ou inefficaces. Propager chez les cultivateurs des notions simples sur la maladie et son traitement, suffisantes pour les tenir en éveil et leur permettre d'appliquer un remède facile, d'autant plus précieux qu'il est inoffensif même dans d'autres maladies, c'est rendre service à l'agriculture, c'est faire prévoir pour l'avenir, sinon la disparition de la maladie, du moins une diminution notable de cas de maladie spontanée et surtout des cas de contagion, et la guérison de beaucoup de malades. Tel est le but que je me suis proposé d'atteindre dans l'espoir d'être utile et de recueillir les fruits qui sont dus au travail.

DE LA MALADIE DE SANG

ou

SANG DE RATE.

DÉFINITION.

Sous les noms de *Maladie de sang, Sang de rate, Charbon, Fièvre charbonneuse, Anhémie, Hydrohémie, Mourroy rouge, Splénorrhagie, Coup de sang, Coup de chaleur,* on désigne une altération spécifique du sang des animaux domestiques qui décime annuellement en France un nombre considérable de bestiaux et cause aux cultivateurs des pertes immenses souvent irréparables.

Les noms si différents qu'on a donnés à cette maladie, résultent des dissemblances énormes qu'elle offre dans ses symptômes, sa marche, sa durée, sa terminaison, ses altérations pathologiques, selon l'espèce d'animaux qu'elle atteint et le régime auquel on les a soumis, la localité où elle se développe, les dispositions individuelles, enfin et surtout selon le lieu de l'organisme où se dépose l'élément morbifique après son élimination de la masse du sang.

NATURE ET SIÉGE DE LA MALADIE.

La maladie de sang est une altération spécifique du fluide sanguin, due à l'introduction dans ce fluide d'un *principe virulent* dont la propriété, semblable à celle des ferments, est de changer la nature du sang, de le décomposer et d'en amener plus ou moins promptement la putréfaction. Sous son influence le sang devient noir, poisseux, fluide, il perd sa force de cohésion, sa consistance glutineuse ; ses éléments tendent à se séparer et à filtrer à travers les pores de tous les tissus ; la circulation s'accélère, une fièvre se déclare, le pouls est fréquent, le cœur bat avec force, la nature fait ses efforts pour éliminer le virus du sang et le déposer dans d'autres organes. Alors se forment soit dans la *rate,* soit dans le *foie,* les *ganglions intestinaux, les enveloppes des intestins et les intestins eux-mêmes, les enveloppes du poumon, du cœur, les reins, la vessie, la peau, les interstices musculaires,* etc., et presque constamment dans plusieurs de ces organes à la fois, des DÉPOTS VIRULENTS formés par une bouillie sanguine noire, diffluente, recouverte par une couche séro-albumineuse jaune verdâtre, claire et limpide. Tantôt ces dépôts sont volumineux et en *plaques épaisses,* comme on les observe sur les gros intestins ; tantôt ils gonflent et distendent les organes qu'ils imprègnent, comme on le remarque dans *la rate, le foie,* etc. ; souvent ils apparaissent à la surface des membranes d'enveloppe des intestins et du poumon sous forme de *petites taches brunes* irrégulières, nombreuses, éparses ou agglomérées. Quelquefois, quand le sang est tout-à-fait décomposé, fluide à l'excès, l'élément virulent, *sous forme liquide,* d'une odeur infecte, se dépose dans l'intérieur même de l'intestin (sang de boyaux des bergers), dans les reins, dans la vessie et est expulsé avec les excréments, avec les urines. Il arrive aussi qu'on le rencontre sous *forme de tumeurs* dans le poumon, sous la peau, dans la profondeur des muscles, il constitue, dans ces deux derniers cas, les tumeurs charbonneuses ; il arrive enfin, rarement, il est vrai, que le sang virulent filtre *à travers les pores de la peau,* et sort à l'extérieur en gouttelettes séro-sanguinolentes.

On voit donc, par ce court aperçu, que le virus peut se déposer dans tous les organes, détruire complètement ou modifier leur fonction ; il en résulte alors des symptômes organiques différents qui, en raison quelquefois de la faiblesse des symptômes généraux, peuvent tromper le praticien qui ne s'attache qu'aux symptômes locaux et donne à la maladie le nom de l'organe où le virus s'est déposé et où, quelquefois, il détermine une maladie, et, toujours, une altération fonctionnelle.

Il peut encore arriver, et ceci explique les dissidences d'opinions des vétérinaires, que le dépôt virulent entrave la circulation intestinale au point de déterminer des coliques qui causent des souffrances mortelles ; dans ce cas, l'animal ne meurt pas d'un empoisonnement virulent, mais bien de souffrance et d'épuisement, et son sang, malade, mais non complètement infecté, conserve encore la propriété de se cailler après la mort. Ce n'est que lorsque les dépôts sanguins sont rentrés dans le torrent circulatoire par résorption, ou lorsque le virus est très abondant et très subtil, que le sang est complètement infecté, qu'il est noir, poisseux, fluide, et qu'il se putréfie en peu de temps.

Comme le dépôt virulent a le plus souvent lieu dans la rate, on comprendra que, dans ce cas, on ait donné à cette maladie le nom de sang de rate.

Quelque soit le lieu où se dépose l'élément virulent, que celui-ci soit considérable ou peu apparent, la maladie n'en est pas moins de nature septique et doit-être considérée comme une variété de fièvre charbonneuse. Ce qui le prouve, c'est que quand une bergerie, une étable, une écurie sont infestées par le fléau, on voit souvent quelques bêtes avoir à l'extérieur le véritable charbon, quand d'autres n'ont que les lésions internes du sang de rate ordinaire.

Subtilité du virus. — Le virus de la maladie de sang est plus ou moins subtil, son action sur le sang est plus ou moins prompte ou lente; quand elle est prompte, la mort arrive en peu de temps; quand elle est lente, la nature peut réagir contre son influence, le temps finit par détruire la subtilité du virus et le virus lui-même; il ne reste plus alors qu'un épuisement général, une perte dans la quantité normale de la matière colorante et fibrineuse du sang, ou bien, ce que l'on remarque le plus ordinairement, des altérations profondes, irréparables, des organes où s'est opéré le dépôt du virus.

LA MALADIE DE SANG

PEUT ÊTRE SPONTANÉE, CONTAGIEUSE ET INFECTIEUSE.

Maladie de sang spontanée. — La maladie de sang est spontanée quand l'élément virulent se forme d'emblée dans le sang d'un animal.

La contagion s'opère par l'introduction sous la peau d'un animal sain, de l'élément morbifique extrait d'un dépôt virulent chez un animal malade, ou du sang lui-même *lorsqu'il est complètement infecté.*

L'infection résulte de l'inhalation ou de l'inspiration des miasmes virulents, dont est imprégnée l'atmosphère qui environne les animaux malades et qui s'échappent avec la transpiration de la peau, l'air humide expulsé des poumons, les excréments, les urines, etc.

ELLE EST SPORADIQUE, ENZOOTIQUE OU ÉPIZOOTIQUE.

Sporadique, quand elle atteint un seul animal dans une exploitation isolée.

Dans ce cas le virus est peu subtil, on n'a pas toujours des preuves convaincantes de sa propriété contagieuse, si ce n'est par l'inoculation qui n'amène pas toujours de résultats.

Enzootique, quand elle atteint tout à la fois ou successivement beaucoup d'animaux dans une exploitation.

Epizootique, quand elle règne en grand dans une localité, une circonscription étendue.

Quand la maladie est enzootique ou épizootique, l'élément morbifique possède des propriétés virulentes incontestables ; les cas trop nombreux de charbon, d'anthrax, de pustule maligne que contractent les vétérinaires, les bergers, les bouchers, les équarrisseurs, en manipulant les débris des animaux morts, ceux provenant de la piqûre de mouches qui se sont repues du sang des cadavres, prouvent évidemment l'influence virulente de l'élément morbifique de la maladie de sang sous quelque forme qu'elle se présente, qu'elle offre ou non les caractères tranchés que les théoriciens exigent pour admettre l'existence du charbon ou de la fièvre charbonneuse. Du reste les belles expériences faites de 1850 à 1852, par l'association médicale de l'arrondissement de Chartres (Eure-et-Loir), ne laissent plus aucun doute sur les propriétés contagieuses des diverses maladies de sang.

MARCHE ET DURÉE DE LA MALADIE.

La marche est très irrégulière ; aussi la maladie est-elle rapide, prompte dans ses effets, provoque la mort en peu de temps par suite de l'empoisonnement du sang par le virus, ou par suite d'une entrave mécanique de la circulation intestinale qui détermine des coliques violentes et mortelles ; ou bien elle est lente et n'amène la mort que lentement par suite d'un épuisement de l'organisme résultant d'une altération organique quelconque qui empêche la reconstitution normale du sang.

La durée est aussi très variable ; elle peut durer de 6 à 36 heures chez le mouton ; de 12 heures à 4 jours chez la vache ; de 12 heures à 8, 15 jours chez le cheval. Quand elle dépasse ce temps chez le cheval, les dépôts sont organisés, il n'y a plus alors que les symptômes résultant des altérations organiques secondaires.

LÉSIONS CADAVÉRIQUES.

Sang noir, fluide ; on le trouve quelquefois caillé, mais le caillot noir est diffluent, peu solide, tandis que le caillot blanc l'est davantage.

Rate, quelquefois grosse, quelquefois à son volume normal. Quand la maladie a été rapide le sang est comme une gelée rouge-brune dans son intérieur ; quand on coupe cette gelée il s'écoule par la coupure de la sérosité roussâtre. Quand la maladie est lente et date de quelques mois, la rate est comme indurée, elle ressemble, quand à l'aspect, au foie. Quand le volume de la rate n'est pas augmenté, ou ne l'est pas très sensiblement, on trouve dans son intérieur une bouillie noire qu'on fait sortir en grattant la coupure avec le bistouri.

Foie. Quand la maladie est prompte et que le dépôt s'est fait au foie, cet organe est gonflé, rouge-brun ; quand on le coupe il en sort une grande quantité de sang noir. Quand la maladie est ancienne le foie est pâle, grisâtre, couleur feuille-morte ; son tissu est friable et se déchire facilement en criant sous les doigts.

Ganglions intestinaux. Ces ganglions qui sont situés le long des grandes bandes charnues blanches du gros intestin, sont considérablement grossis, gorgés d'un sang noir en bouillie, recouvert d'une couche sero-albumineuse, limpide, d'une couleur jaune un peu verdâtre. Cette bouillie s'étend souvent d'un glanglion à l'autre et forme une plaque large, épaisse, noire, recouverte de cette couche sero-albumineuse qui déborde sur l'intestin.

Reins. Souvent gorgés de sang non coagulé quand la maladie est rapide ; nets quand la maladie a été lente.

Vessie. Quelquefois remplie de sang liquide, plus ou moins coloré ; naturelle dans la maladie lente.

Gaîne des bourses. Remplie de sérosité roussâtre dans la maladie rapide, de sérosité claire, citrine dans la maladie ancienne ; cette sérosité provient d'une filtration par l'anneau inguinal de la sérosité qu'on rencontre dans la cavité abdominale.

Cavité abdominale. 20 à 30 litres de sérosité rouge-brune dans la maladie rapide ; autant de sérosité, jaune, citrine, claire dans la maladie ancienne.

Sur les membranes d'enveloppe des intestins, le péritoine, les enveloppes des poumons et du cœur des taches brunes irrégulières, éparses ou agglomérées quand la maladie a été rapide. Rien quand la maladie a été lente.

Cavité pectorale, intérieur du péricarde. Sérosité brune dans la maladie rapide, sérosité citrine et claire dans la maladie lente.

Dans les Poumons. Dépôts en tumeurs diffluentes, noirâtres quelquefois à la partie inférieure des lobes dans la maladie rapide ; quelquefois indurations grises du bord inférieur des poumons dans la maladie lente.

Intérieur du petit et des gros intestins. Quelquefois, dans la maladie rapide, sang rouge-brun, ou clair et liquide dans le petit intestin ; bouillie noire, infecte, mélangée aux excréments dans les gros intestins, dans la maladie rapide ; rien dans la maladie lente, si ce n'est pâleur des tissus.

Sous la peau. En divers endroits plaques de bouillie noirâtre dans la maladie rapide ; couches séro-albumineuses dans la maladie lente.

Muscles. Ceux de la cuisse, de la jambe, du poitrail, de l'encolure, sont souvent le siége de tumeurs sanguines, noires et diffluentes, recouvertes de la couche séro-albumineuse jaune-verdâtre.

Toutes ces lésions se font très rarement remarquer simultanément ; chez les vaches et chez les moutons, on ne rencontre jamais les traces de la maladie lente.

Chez le cheval, quand la maladie a été lente, on trouve une paleur général de tous les tissus, un sang décoloré et des lésions organiques profondes irréparables.

SYMPTOMES.

Généraux, chez tous les animaux. Fièvre, anxiété, coliques légères ou fortes, pouls agité, FRÉQUENT, fort ou faible selon le tempérament de l'animal, BATTEMENTS DE CŒUR FRÉQUENTS plus ou moins forts mais toujours plus sensibles qu'à l'état normal.

CHEZ LE CHEVAL. — *Dans la maladie rapide.* Quand la maladie débute, l'animal ne mange pas comme à l'ordinaire, surtout l'avoine. Il fléchit au travail, il est plus mou ; ces symptômes précurseurs durent un, deux ou trois jours et quelquefois plus, puis l'animal chancelle sur le derrière pendant la marche : au repos il est tantôt sur une jambe, tantôt sur l'autre ; il se met au bout de sa longe : son poil néanmoins est le plus ordinairement clair, quelquefois cependant il est piqué, la bouche est chaude, pâteuse, sa membrane interne boursoufflée, surtout de chaque côté du frein de la langue. La langue est sèche, le rein cependant est souple, la défécation se fait le plus souvent bien, les crottins sont jaunâtres et rougissent à l'air, quelquefois le cheval rend du sang d'une odeur infecte, d'abord noir, en bouillie, puis liquide, rouge-violacé.

L'expulsion de l'urine est difficile, le fourreau est le plus souvent pendant, quelquefois engorgé ; les bourses sont pendantes, gonflées au cordon, *non douloureuses,* recouvertes d'efflorescences salines blanches. L'urine est jaune, huileuse, quelquefois sanguinolente, l'œil est brillant, rouge-jaunâtre, infiltré, gras, quelquefois couvert de taches brunes pétéchiales. La membrane du nez est rouge-jaunâtre, la respiration est agitée.

Symptômes généraux et particuliers marquants : marche chancelante, diminution de l'appétit, pouls fréquent, battements de cœur, œil jaunâtre, huileux, gras; bouche pâteuse et rein souple (ce qui est une sorte d'anomalie pathologique) fourreau pendant, appui du derrière incertain, tantôt sur une jambe, tantôt sur l'autre.

Quand la maladie est lente, la marche reste chancelante, le cœur et le pouls activent leurs battements, ils sont même désordonnés après la marche, les crins s'arrachent facilement, le poil est piqué ; engorgements froids au fourreau, sous le ventre, quelquefois aux membres, œil pâle, infiltré, gras, sueurs partielles à la peau ; appétit tantôt nul, tantôt médiocre, etc., etc.

Il y a encore une foule d'autres symptômes d'une valeur relative, mais comme, en général, les symptômes n'intéressent que les hommes de l'art, il est inutile d'embrouiller inutilement cette description déjà si confuse en raison des variations de formes si nombreuses, sous lesquelles se présente la maladie de sang.

CHEZ LA VACHE. — Les symptômes sont obscurs. La maladie ne débute pas tout d'un coup. Il faut noter d'abord la cessation subite du lait, ou sa diminution notable sans cause connue ; l'inquiétude, l'oreille froide, l'œil injecté, une diminution de l'appétit sans inappétence complète, le pouls fréquent, les battements de cœur ; puis viennent les déjections sanguines liquides par la vulve, le nez, en bouillie noire d'abord, puis liquides, infectes, par le fondement, les balancements de la tête, etc., etc. Le symptôme le plus saillant pour le cultivateur, celui qu'il ne doit jamais négliger, c'est la *diminution notable du lait sans cause connue,* car c'est à ce moment qu'il faut traiter ; plus tard le mal est souvent trop avancé et fait en peu de temps des progrès trop rapides.

CHEZ LE MOUTON. — Frissons, faiblesse, abattement, tristesse, inappétence, essoufflement, fréquence du pouls, battements de cœur. Il est inutile d'entrer dans plus de détails, attendu qu'il est impossible aux bergers de reconnaître les symptômes précurseurs, si peu sensibles du reste, de la maladie, et qu'ils savent fort bien, mieux même que les vétérinaires, reconnaître avec ce coup-d'œil et cette sollicitude presque paternels, les moindres défauts, les plus petits dérangements des animaux dont on leur confie la garde et les soins.

CAUSES.

Les causes du sang de rate, ou de la maladie du sang sont encore peu connues ; cependant si l'on examine dans quelle conditions il se développe, on reconnaîtra qu'il peut être dû à deux causes : l'alimentation et les soins hygiéniques dont on entoure les animaux pendant l'hivernage.

Il est impossible d'admettre que le travail excessif puisse être une cause de la maladie de sang, quand on voit que les animaux qui y sont le plus exposés, les vaches et les moutons, vivent constamment dans une complète inaction. Il ne faut donc pas chercher les causes dans le travail.

Je n'aborderai pas, je l'avoue, cette question avec l'assurance que devrait peut-être avoir le praticien qui a fait de la maladie de sang une étude exclusive, elle est encore, pour moi, trop embrouillée par suite des remarques, des observations contradictoires que j'ai faites en l'étudiant; je dirai seulement, en parlant de l'alimentation, qu'on nourrit trop fort en fourrages ; que les fourrages artificiels ne contiennent pas assez de gluten pour être exclusivement employés.

Quant aux soins hygiéniques pendant l'hivernage, je crois que *l'encombrement* des animaux dans des locaux *mal aérés, trop chauds,* remplis *d'émanations délétères* provenant des animaux et des fumiers trop rarement renouvelés, nuisent à la reconstitution du sang; je crois que les animaux ont besoin d'être hivernés plutôt par le froid, un air vif et pur, que par une chaleur artificielle, accablante et malsaine ; je pense enfin que le sang privé d'oxigène pendant une partie de l'année, se trouve dans des conditions particulières qui provoquent sa décomposition et sa putréfaction sous l'influence de causes particulières dues aux localités, à l'influence même des terroirs, des pièces de terre souvent voisines, qui ne possèdent pas toujours la même influence sur la santé des animaux. Du reste les causes essentielles de toutes les maladies spécifiques sont en général difficiles à connaître, il suffit au praticien de reconnaître la nature de la maladie pour lui appliquer le remède.

Il faut encore noter comme cause, la contagion et l'infection.

TRAITEMENT.

La maladie de sang étant une fièvre charbonneuse, doit être traitée comme la fièvre charbonneuse ordinaire. Le traitement doit consister dans l'emploi de moyens propres à rendre au sang sa consistance, à l'empêcher de se décomposer ; à aider la nature dans son travail d'expulsion du virus de la masse du sang.

Or, le médicament par excellence, employé depuis longtemps pour combattre la fièvre charbonneuse, c'est l'Eau de Rabel. C'est ce médicament qu'il convient d'employer pour combattre le sang de rate : mais comme, par son emploi seul, on n'obtient pas toujours la guérison qui est toujours très lente et rarement complète, il faut seconder son action par un traitement externe énergique, dans le but de détourner en dehors des organes et d'attirer à la peau le virus charbonneux que la nature s'efforce d'éliminer du sang ; on y parvient à l'aide de *sinapismes* étendus, placés sous le ventre.

Dans toutes les maladies en général il faut seconder la nature et ne pas la contrarier dans ses moyens de guérison ; dans la maladie de sang elle nous montre quelquefois la voie à suivre quand, sur quelques sujets privilégiés, elle développe à l'extérieur des engorgements critiques, considérables, qu'on considère avec raison comme de bon augure.

Ayant remarqué que les sinapismes seuls ne réussissaient qu'à prolonger le mal, et que l'Eau de Rabel employée sans le secours des sinapismes, retardait aussi les effets pernicieux du virus charbonneux, guérissait quelquefois, mais toujours avec lenteur et presque jamais complètement, j'eus l'heureuse idée, après avoir perdu presque tous mes malades, d'associer le traitement externe (les sinapismes) au traitement interne (l'Eau de Rabel), le premier succès que j'obtins fut tel que j'en fus étonné et que le propriétaire chez qui j'avais perdu beaucoup de chevaux, se refusa de croire à l'existence de la maladie chez ce cheval sauvé en quelques jours ; depuis j'opérai de la même manière, et toutes les fois que le traitement fut employé à temps, il eut un succès prompt et complet. Malheureusement on est souvent appelé trop tard quand un seul animal est atteint, mais quand on est prévenu de l'existence de la maladie dans une ferme, on se tient sur ses gardes, on surveille tous les animaux avec soin, et le traitement employé au premier symptôme amène promptement la guérison.

Le traitement de la maladie de sang doit être prompt et énergique, car souvent la maladie est rapide et les dépôts sanguins virulents sont bientôt fixés là où la nature les a développés.

TRAITEMENT CHEZ LE CHEVAL.

Traitement curatif. Le plus tôt possible application d'un sinapisme sous le ventre, fait avec un kilogramme de farine fraîche de moutarde bien délayée avec de l'eau tiède. On étale cette bouillie sur un torchon épais et on l'applique sous le ventre en ayant soin de faire tendre le torchon, on y parvient en cousant à chacun des chefs un bâton qui se trouve alors placé de chaque côté de la poitrine, en travers des côtes ; c'est à ces bâtons qui soutiennent le sinapisme qu'on attache les liens qui passent en arrière du garrot et sur les reins qu'on a le soin de couvrir de plusieurs sacs, ou de bottillons de paille, pour éviter la coupure des ficelles et permettre de serrer le sinapisme très fort. On laisse ce sinapisme de 6 à 12 heures, selon que la peau de l'animal est fine ou épaisse. Il se développe alors un engorgement qui doit avoir une épaisseur de 6 à 8 centimètres au bout de 24 heures ; s'il a moins au bout de ce temps, on réapplique un nouveau sinapisme qu'on laisse 6 heures seulement. Au bout de 2 jours on pratique des mouchetures avec la flamme dans l'engorgement, on laisse saigner pendant une demi-heure, et l'on y introduit des pointes de feu au nombre de 15 à 20, selon du reste l'étendue de l'engorgement produit. Une suppuration s'établit au bout de quelques jours et l'on n'a plus qu'à laver le ventre avec de l'eau tiède.

Aussitôt qu'on s'aperçoit de l'existence de la maladie, on fait avaler au cheval un litre de thé léger tiède, dans lequel on met une cuillerée à soupe (ou 15 à 20 grammes) d'eau de Rabel, on agite et l'on fait boire doucement. Cette dose doit être répétée 3 à 5 fois par jour jusqu'à la guérison qui dure de 15 jours à 6 semaines.

Dans tous les cas la saignée est nuisible ; opérant un vide brusque dans les vaisseaux il peut y avoir resorption des dépôts virulents et empoisonnement instantané du sang ; quand cette résorption n'a pas lieu, la saignée retarde la guérison.

Quand le cheval mange bien encore le son, au lieu de lui faire boire les breuvages à la bouteille, on met deux cuillerées à soupe (30 à 40 grammes) d'eau de Rabel dans 2 litres 1/2 d'eau fraîche, et l'on mouille avec cette eau autant de son qu'il en faut pour faire une bouillie épaisse, on donne cette ration 3 fois par jour pour toute nourriture avec de la paille. Les chevaux mangent très bien ce son quand ils y sont habitués, ou quand ils vont mieux ; il faut persister à leur en donner, mais pour les engager à le manger il faut le renouveler souvent quand ils le laissent. S'ils ne le mangent *qu'imparfaitement* il faut donner les breuvages avec assiduité.

Deux lavements par jour, dans lesquels on met pour un lavement une cuillerée à soupe d'eau de Rabel, font aussi un excellent effet. Au bout de quelques jours de traitement si le cheval va mieux on lui donne un peu de blé cuit, d'orge cuite, un litre ou deux après le son et un kilogramme environ de bon fourrage pour la journée ; on augmente progressivement. Promenade, soin de propreté, pansage au bouchon de paille.

Le traitement doit être employé avec persévérance jusqu'à la disparition complète de la fièvre. Le cheval n'est guéri que quand le pouls a repris son rhythme normal.

Au bout de 10 à 15 jours de traitement on applique deux sétons au poitrail pour purger le cheval et remplacer ces démangeaisons opiniâtres qui s'établissent pendant la convalescence de la maladie,

Quand la fièvre ne disparaît pas, quand l'œil pâlit, quand le cœur bat toujours avec force, au bout d'un mois ou de six semaines, l'animal mange quelque fois bien et il ne peut travailler ; il y a dans ce cas organisation du dépôt sanguin virulent dans un organe quelconque ; le traitement dans ce cas ne fait que prolonger le malade qui, chose étrange, faiblit quand on le cesse, revient à la force et à la vigueur quand on le reprend. L'influence de l'eau de Rabel est telle sur le sang que j'ai souvent vu chez des chevaux dont le sang était épuisé et rose, ce sang se cailler très promptement au sortir des vaisseaux sous forme de gelée rose claire.

Traitement préservatif. Quand la maladie de sang débute dans une écurie, on doit soumettre tous les chevaux au régime de l'eau de Rabel, en leur donnant au repas de midi une ration de son telle que je l'ai indiquée plus haut.

La saignée est inutile.

Séparer immédiatement les chevaux malades des chevaux sains, disséminer ces derniers dans divers bâtiments de la ferme pour éviter un foyer de contagion. Changer complètement le régime en substituant aux nourritures de la ferme des nourritures pareilles provenant d'autres exploitations où la maladie n'existe pas. Donner de l'air aux animaux à l'écurie, modérer un peu le travail sans le suspendre ; tels sont les soins à donner aux chevaux quand la maladie est déclarée dans une exploitation.

Pour éviter qu'elle se manifeste dans une ferme il faut avoir des écuries spacieuses, bien aérées ; donner aux chevaux une ration de son à midi, une bonne ration d'avoine, seulement 12 à 15 kilogrammes de fourrage par jour, et surtout pas de pois, de lentilles, de vesce, de ces menus grains incendiaires qu'on donne souvent pour rendre promptement aux animaux l'embonpoint qu'un travail forcé leur a fait perdre.

Surveiller les charretiers qui, pour avoir des animaux en bon état, cachent quelquefois du fourrage qu'ils dérobent pour le donner clandestinement à leurs chevaux.

Donner tous les jours à midi une ration de son de 5 litres par cheval en remplacement d'une partie du fourrage.

Arroser les fourrages quand ils sont trop secs ou de médiocre qualité, poudreux, avec de l'eau salée ou mieux avec de l'eau acidulée avec l'eau de Rabel (comme celle du son), 4 litres par botte de 6 à 7 kilogrammes. On devrait adopter cette méthode du mois de janvier au mois de juin.

TRAITEMENT CHEZ LES VACHES.

Traitement curatif. Aussitôt qu'une vache cesse ou diminue notablement de lait, sans cause connue, appliquer le sinapisme sous la poitrine, le plus loin possible du pis, faire boire de demi-heure en demi-heure un litre de thé tiède et une cuillerée (15 à 20 grammes) d'eau de Rabel, jusqu'à concurrence de 8 litres administrés en 4 heures; suspendre 4 heures; reprendre ensuite le même traitement pendant plusieurs jours en administrant de 2 heures en 2 heures un litre de thé avec l'eau de Rabel jusqu'à concurrence de 8 cuillerées au plus par jour dans 8 litres de thé. Passer 6 lavements par jour, comme pour le cheval. Faire boire par jour 20 litres d'eau blanche ou d'eau de seigle, à la bouteille, si l'animal ne veut pas boire seul.

Il n'y a rien à faire au sinapisme qu'on doit laisser 24 heures.

Dans le cas, par exemple, où la digestion ne s'effectuerait pas, quand la vache même n'aurait qu'une indigestion, ce traitement ne serait en quoique ce soit nuisible; quand on doute sur la nature de la maladie, il faut toujours alors administrer en supplément un lavement d'eau de son, de lait clair, ou d'eau de lin toutes les demi-heures. Au bout de 4 à 5 jours, si le mal n'a pas fait de progrès, on diminue les doses d'eau de Rabel, on n'en donne plus que 4 cuillerées par jour dans 4 litres de thé, à intervalles égaux, et l'on applique au poitrail un séton animé avec une feuille d'ellébore.

Quand la maladie règne en grand, c'est surtout là qu'on reconnaît l'efficacité du traitement *employé au début.*

Traitement préservatif. Séparer immédiatement les bêtes malades des bêtes saines; faire avaler à chaque vache par jour, matin et soir un litre d'eau fraîche dans lequel on a mis une cuillerée et demie (25 à 30 grammes) d'eau de Rabel. Substituer les racines aux fourrages trop murs, mettre s'il est possible les bêtes en liberté dans des clos.

Quand la maladie règne avec opiniâtreté dans une étable, mettre aux champs jour et nuit pendant quelque temps ; changer quand on le peut les animaux de localité.

Pour prévenir la maladie, donner des fourrages moins murs pendant l'hiver, les mouiller avec de l'eau salée ou de l'eau acidulée avec l'eau de Rabel, aérer les étables.

TRAITEMENT CHEZ LE MOUTON.

Traitement curatif. Faire boire *au début* un décilitre et demi d'eau dans laquelle on met une cuillerée à café d'eau

de Rabel, recommencer tous les quarts-d'heure pendant
2 heures, suspendre 2 heures, répéter 4 fois la même dose
en en donnant une d'heure en heure.

Les bergers devraient toujours avoir dans les champs
quelques litres d'eau, un flacon d'eau de Rabel, une mesure
pour doser l'eau de Rabel, et une petite fiole d'une conte-
nance déterminée pour faire boire.

Traitement préservatif. Isoler immédiatement les animaux malades ; aérer les bergeries l'hiver ; renouveler souvent les litières; profiter des beaux temps pour faire sortir
le troupeau. Diminuer la ration de fourrage, remplacer par
une provende de son.

Donner pour boisson en hiver de l'eau acidulée avec
l'acide sulfurique, un demi litre d'acide pour 100 litres
d'eau (bien mesurer), continuer l'été si c'est possible.

Quand les fourrages sont trop secs ou de médiocre qualité, comme le sont souvent ceux qu'on réserve aux trou-
peaux, les arroser avec de l'eau salée et mieux avec de l'eau
acidulée par l'eau de Rabel (2 centilitres par litre d'eau, et
4 litres d'eau acidulée par botte de 6 kilogrammes).

Quant à faire boire le troupeau à la bouteille l'eau acidulée avec l'eau de Rabel, c'est un excellent moyen avec lequel j'ai arrêté une fois immédiatement le sang de rate, mais
comme, à cause de la difficulté de son emploi, on a été obligé
de faire tuer quelques bêtes chez lesquelles l'eau s'était in-
troduite dans la poitrine et y avait développé une inflamma-
tion, j'ai dû abandonner ce moyen difficile et d'autant plus
dangereux qu'on force souvent les bêtes quand, après en
avoir fait boire un grand nombre, la besogne devient
ennuyeuse.

Quand on le pourra, changer le troupeau de localité et
toujours changer le pays sec pour le pays frais, la plaine
pour le bois.

Les soins à donner aux animaux dans les champs sont
tous connus des cultivateurs qui étudient leurs terres, les
vertus de leurs plantes et les influences, sur leurs bestiaux,
de telle ou telle nature de sol, de telle ou telle exposition.
Tous savent que lorsque la maladie règne, il faut envoyer le
troupeau au frais, dans des paturages naturels, un peu hu-
mides.

APPRÉCIATION DES CHEVAUX

DES

QUALITÉS INTRINSÈQUES

DE CET ANIMAL

POUR LE TRAVAIL ET LA REPRODUCTION

GUIDE-PRATIQUE

A L'USAGE DES CULTIVATEURS,

Par J. MINOT,

Un volume in-8° de 272 pages, vélin satiné.

PRIX : 2 Fr., FRANCO PAR LA POSTE, 2 Fr. 80

Envoyer un mandat de poste à l'auteur à Lizy-sur-Ourcq (Seine-et-Marne).

MEAUX. — IMPRIMERIE DE A. CARRO.

MAURICE MAINDRON

Ce bon M. de Véragues

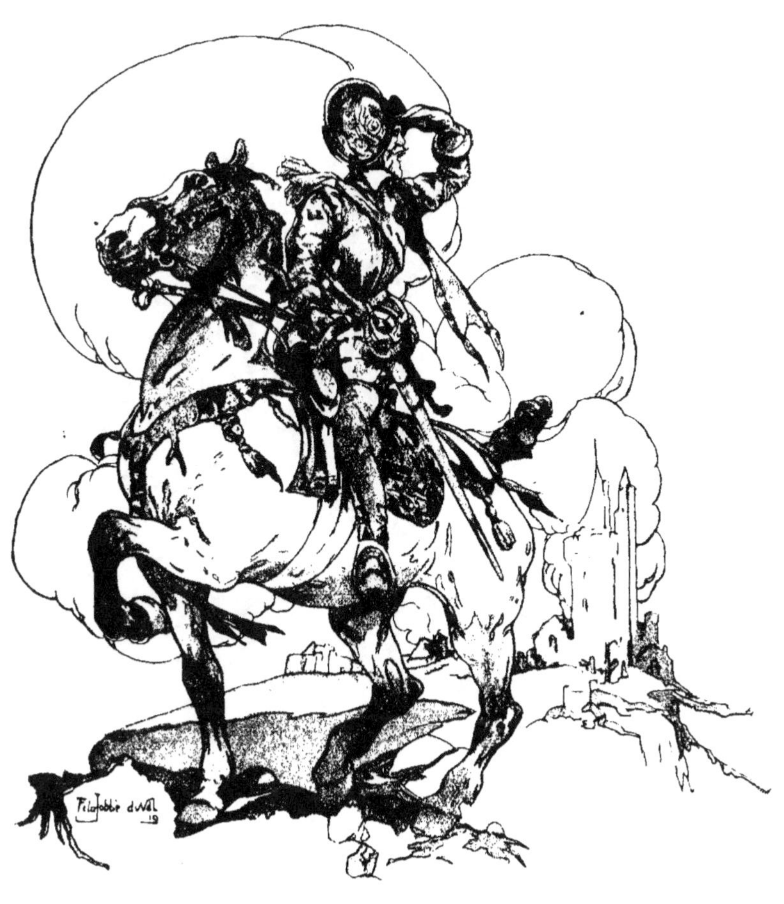

Calmann-Lévy, Editeurs